LA MATERNITÀ È LA COSA PIÙ GRANDE E PIÙ DIFFICILE

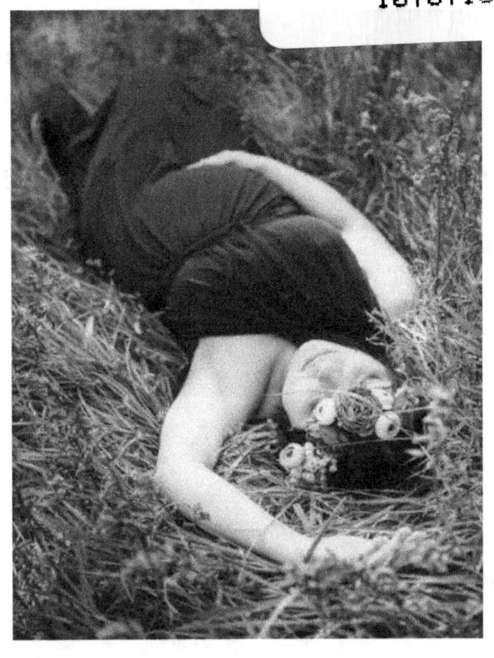

Cristina Olsen

LA PRIMA GRAVIDANZA DELLA MAMMA

La prima gravidanza della mamma

Il miglior regalo per una donna è il dono della maternità per la prima volta.

Tutte voi dovete assolutamente prepararvi al parto e scoprire cosa vi aspetta dopo ...

TABLE OF CONTENTS

INTRODUZIONE

Stai diventando mamma per la prima volta?

Vuoi diventare degna di questo importante ruolo?

Se sì, continua a leggere!

La trasformazione nel diventare madre è così affascinante che la donna si sottrae al mondo intero e si considera la fortunata a cui è stato dato il dono di far nascere un bambino. Questo pensiero è così pieno di amore, affetto e devozione per l'angioletto in arrivo, che ogni madre vuole essere prepara per questa missione fondamentale. La vita è piena di ostacoli e impedimenti, ma le donne sanno e sentono che a loro è stata data la fortuna e la forza di potenziare il mondo intero.

Tuttavia, la prima gravidanza della donna è causa di una preoccupazione del tutto insolita, comporta un surplus di impegni e di compiti che iniziano fin dal giorno dopo l'analisi dell'embrione.

Congratulazioni! Diventerai madre!

Questa è stata la bellissima espressione che rimbalzava nelle mie orecchie e il cuore mi batteva forte per la gioia e l'emozione, pensavo che sarebbe saltato fuori dal petto. Mantenendo l'entusiasmo, ho iniziato a progettare per le prossime 36 settimane e l'errore peggiore che ho capito di star commettendo è stato quello di ascoltare i consigli e le raccomandazioni di tutti, pensare alle loro disavventure, cercare in tutti i modi di seguire i loro rimedi e cose del genere.

Ho inoltre sprecato tutte le energie nella lettura di tantissimi manuali, di centinaia di pagine Facebook e ho cercato su Google per ogni minimo aspetto della gravidanza. Questa ero io durante il primo periodo della mia gravidanza e desideravo raggiungere anche solo un minimo di competenza per dare alla luce un bambino, ma sfortunatamente, tutto questo ricercare mi ha fatto solo confondere su cosa seguire e cosa evitare, e alla fine mi sono resa conto di cosa era giusto solo dopo aver testato con mano.

Scopo del libro

Mi sento molto vicina emozionalmente alle altre donne che diventeranno madri. Certamente, per ogni cosa ci sono punti di vista differenti, che rendono l'intero scenario della preparazione alla maternità confuso e ansiogeno per la donna incinta. Così ho deciso di fornire dei dati estremamente preziosi per le mamme spontanee, non impostate, e di offrire suggerimenti su come guidare il primo intervallo di gravidanza con degli orientamenti soddisfacenti.

In questo libro, conoscerai le tattiche pre-nascita e post-nascita e potrai arricchire le fasi della tua gravidanza con nuove conoscenze. Seguendo le informazioni qui contenute riuscirai ad evitare e affrontare le eventuali complicazioni per tutta la durata della tua dolce attesa.

"La prima gravidanza della madre" è la Bibbia per le future madri che daranno alla luce un bambino. È un incarico comune a molte donne ma straordinario per ognuna. Ovviamente, la situazione non è simile per tutte; ogni donna, come ogni gravidanza, è diversa dalle altre, quindi non sprecare le tue energie nell'applicare i consigli sulle cose da fare e quelle da non fare. Fai le tue cose seguendo una guida precisa.

Voglio che tu sia istruita sugli alti e bassi che avrai per tutta la durata di questo processo, quindi non c'è bisogno di farti prendere dal panico perché questo libro ti fornirà forza e vitalità per monitorare i tuoi sintomi e mitigarli. Inoltre, questo libro ti fornirà la terapia istantanea alle tue preoccupazioni e ai tuoi problemi durante tutte le sfide della gravidanza. Ora, non sfinirti con estenuanti ricerche e sondaggi.

Continuiamo ad andare avanti di settimana in settimana e di mese in mese, seguendo questo manuale che comprende una serie consigli e suggerimenti pieni di sensibilità e positività, per raggiungere i traguardi fondamentali per la donna in attesa.

CAPITOLO 1
PANORAMICA PER IL PRIMO TRIMESTRE

Benvenuta! Ecco il tuo compagno indispensabile con cui scoprirai che i prossimi nove mesi e quelli che seguiranno, saranno i più belli della tua vita.

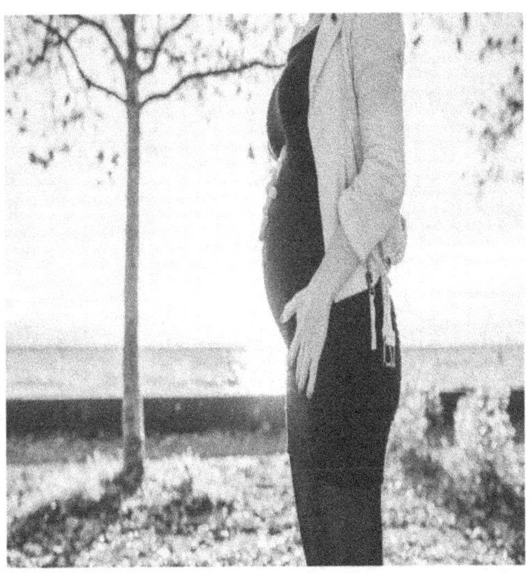

Nella maggior parte dei casi, l'incubazione primaria si nota nel mese iniziale. Alcune donne fanno un test di gravidanza a casa e, in quei giorni, provano a decifrare i sintomi e le sensazioni.

Essere madre per la prima volta non significa seguire regole già scritte che spesso inducono nient'altro che ansia. Non insegno a scuola e né ho la conoscenza innata, ma posso aiutarti attraverso le mie esperienze.

Eccoci al primo passaggio che si chiama 1 ° trimestre. In questo periodo si verificheranno alcune modifiche psicologiche e ormonali nel corpo. Queste alterazioni non sembrano positive o piacevoli, ma servono. I sintomi più comuni sono:

- Sbalzi d'umore

- Mancanza di appetito

- Sonnolenza

- Aumento del battito cardiaco

- Nausea

- Contrazioni nel corpo, in particolare alle gambe

- Cambiamenti respiratori

- Lieve dolore nell'addome inferiore

- Bruciore di stomaco, ecc.

Quindi, quando sei incinta, fai attenzione a tutti questi effetti che influenzeranno rapidamente la tua vita personale e riguarderanno indirettamente anche la tua famiglia.

✕ Non puoi eliminare questi cambiamenti improvvisi, ma puoi minimizzare le loro conseguenze usando l'intelligenza.

Innanzitutto, cerca di controllare la nausea perché il vomito potrebbe indebolire il bambino. A causa di questa costante sensazione e dei frequenti rigurgiti, potresti essere disidratata, il che non fa bene alla salute. Se non ti va di bere solo acqua, puoi consumare succhi e estratti di frutta fresca. Ciò minimizzerà le nausee e sarai in grado di conservare il vigore del feto. Inoltre, il tuo corpo potrebbe accusare sonnolenza a causa della pressione sanguigna che si abbassa, tutto ciò può provocare forti nausee.

Il prossimo effetto critico è l'oscillazione dell'umore e del tuo atteggiamento a causa del naturale adattamento degli ormoni; potresti iniziare a sentirti irritabile e a detestare le stesse cose che invece solitamente preferivi nella vita normale.

In questo periodo, potresti avvertire un aumento del battito cardiaco, difficoltà di respirazione, crampi o tremori nelle gambe, disagio addominale e molte altre sensazioni lievi e banali, ma memorizzale. Non dovresti sforzarti o stancarti, ad esempio dopo le faccende quotidiane, dovresti prendere riposarti perché, in questa fase, non ti è permesso prendere nemmeno le medicine più comuni per il bene della nuova vita che porti dentro di te.

Puoi usare solo medicinali contro la nausea prescritti dal medico da prendere prima dei pasti. Però la gravidanza non è una malattia, quindi non c'è bisogno di dormire più del necessario, tuttavia nel primo trimestre, è preferibile stare un po' di più a riposo a causa di tutti questi sintomi che stai sopportando all'inizio. Ti assicuro che tutti questi inconvenienti fisici sono limitati al primo trimestre.

Ora, la prossima mossa che dovresti fare è chiedere l'assistenza medica. Una visita medica tra la sesta e la settima settimana di incubazione è importante per avere una supervisione tempestiva della vostra salute e della vostra forma fisica, tua e del bambino.

Sii preparata a rispondere alle domande che ti porrà il medico:

- Quando è stato il tuo ultimo ciclo mestruale?

- Stai seguendo delle terapie o assumi farmaci?

- Come ti senti oggi?

- La cartella clinica tua e della tua famiglia

- Qualsiasi disturbo genetico o cromosomico o qualsiasi malformazione o malattia in te, in tuo marito o nella famiglia paterna e materna del nascituro.

Successivamente, passerai alla diagnosi e alla procedura di screening in cui vengono condotti l'esame del sangue e delle urine. Il terzo mese di gravidanza indica che il sistema corporeo del bambino è strutturato e si può sentire il battito cardiaco. Quindi ti verrà fatta un'ecografia pelvica per vedere figuralmente la crescita del feto.

Dopo il controllo completo, ti verranno prescritti alcuni integratori come calcio, vitamina C, vitamina B, acidi folici, ecc. Questi integratori ti forniscono un carburante aggiuntivo. La vitamina B e l'acido folico sono essenziali per resistere alla stanchezza e allo stress poiché il corpo non può generarli e inoltre servono per evitare gravi deformità alla nascita. Il calcio e le vitamine possono anche essere sostituiti da frutta e verdura, ma se non consumi delle buone quantità di frutta e insalata, allora è meglio prendere gli integratori.

Si potrebbe pensare che in questa fase sia giusto e necessario assumere tutti i tipi di vitamine. Invece, le Vitamine A, D e C non devono essere assunte tramite integratori durante la gestazione, in quanto un eccesso di queste vitamine potrebbe danneggiare il bambino.

Di seguito è riportato un elenco di alimenti che, nel trimestre iniziale, si consiglia di assumere in buone quantità oppure di alimenti che sarebbe meglio evitare.

Fegato

È dannoso per il feto se mangiato in grande quantità poiché contiene molta vitamina A.

Alimenti ad alto contenuto proteico

Alimenti come uova, pollo, pesce, aragosta, ecc. vanno assunti in quantità limitata; le proteine sono fondamentali per la gravidanza, ma non bisogna esagerare. Questi cibi forniscono tutti gli aminoacidi essenziali per lo sviluppo del feto. Uno studio ha per esempio dimostrato che una dieta carente di proteine in gravidanza predispone a problemi muscolari sia nella mamma che nel bambino. Tuttavia, bisogna fare attenzione che tutti i cibi siano ben cotti per evitare il rischio di salmonella.

Lievito e latte pastorizzato

Allo stesso modo, gli alimenti e i dolci contenenti il lievito non sono consigliate questi giorni; il latte pastorizzato e il formaggio sono pericolosi in quanto possono contenere batteri e possono causare disordini gastrointestinali. Oltre a ciò, dovresti stare lontano da fast food che sono poco igienici e da alimenti congelati a lungo termine.

Dolcificanti sintetici

I dolcificanti sintetici che racchiudono saccarina e ciclamato di sodio in questi giorni non sono una vaga idea, oltre a evitare un uso eccessivo di caffeina perché può guidare verso l'aborto o diventare rischioso per quello in arrivo. Se sei un drogato di caffeina e non riesci a tagliarlo completamente, puoi usare 2-3 tazze al giorno.

Dolcificanti sintetici

I dolcificanti sintetici che contengono saccarina e ciclamato di sodio in questi giorni non sono una buona idea, come anche un uso eccessivo di caffeina perché potrebbero causare l'aborto o essere rischiosi per il bambino. Se non riesci a rinunciare completamente al caffè, puoi bere fino 2 tazzine al giorno.

Rimedi erboristici

Potrebbe accadere che qualcuno della tua famiglia, dei parenti o del quartiere raccontino alcuni rimedi per utilizzati da loro stessi che riguardano la tua condizione. Ricorda, apprezza la loro intenzione, ma poiché essi non conoscono la tua reale condizione fisica, sarebbe meglio non seguire rigorosamente questi consigli.

Avvertenze ⊘

Droghe, fumo o alcol sono severamente vietati per tutta la durata della gestazione.

Adesso dai un'occhiata all'elenco degli alimenti adatti per la madre in questi giorni.

Assunzione di proteine

Impara ad assumere proteine su una base logica e ben studiata poiché, come abbiamo già detto, esse sono fondamentali per il tuo corpo e forniscono il giusto supporto al bambino.

Precauzioni:

Assumi una percentuale limitata di grassi saturi all'inizio; successivamente, sei libera di aumentare la quantità.

Acidi grassi

Gli alimenti che comprendono acidi grassi e omega 3 sono molto utili per la formazione del cervello del bambino, quindi intraprendi una regolare assunzione di questo nutriente.

Ferro

Le verdure a foglia verde sono ricche di ferro che apporta grandi vantaggi al tuo corpo, contribuisce alla formazione di emoglobina. Le verdure si possono facilmente integrare nel pasto, così il livello del ferro nel sangue si alzerà e soddisferà una eventuale carenza.

Latte e yogurt

Il latte è una fonte di salute. Non fornisce semplicemente calcio e proteine al tuo corpo, ma aiuterà alla formazione e al consolidamento delle ossa di tuo figlio. Prova ad assumere latte e yogurt in quantità sufficiente.

Fibre

Allo stesso modo, le fibre dovrebbero essere una parte fondamentale nell'alimentazione, poiché facilitano la digestione del cibo e danno supporto al corpo. Prova a utilizzare grano, orzo e altri cibi arricchiti con fibre e frutta.

Acqua

Per una digestione soddisfacente, un miglioramento del livello ematico e per la prevenzione della disidratazione, è necessario assumere una buona quantità di liquidi, inclusi acqua, succhi, tisane e bevande che siano prive di caffeina.

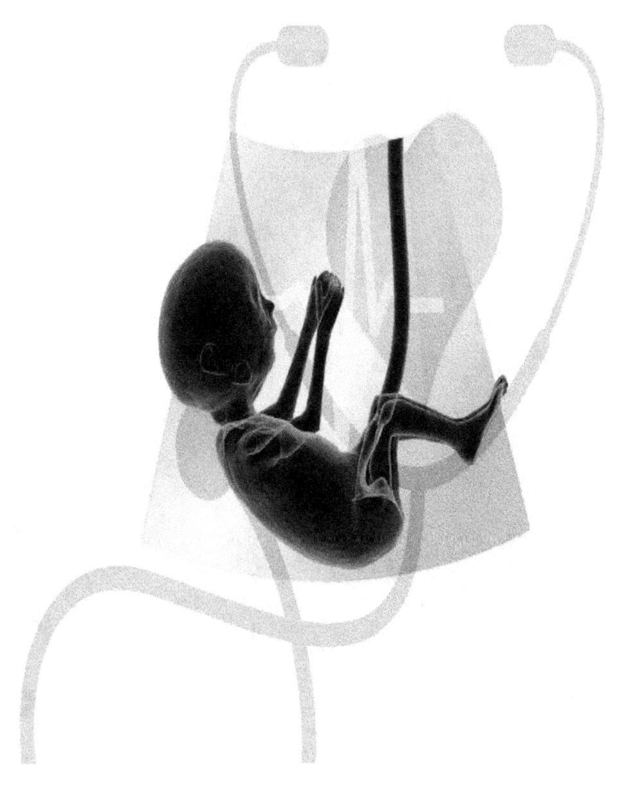

2 TRIMESTRE, CONTINUARE IN SICUREZZA

Benvenute nel secondo trimestre!

Diventare madre è un'arte innata, che si raffina nel tempo con l'esperienza!

Questo trimestre inizia dalla 13a settimana di gravidanza e dura fino alla 27a settimana. La tua situazione ormonale diventa più stabile in questa fase e il tuo corpo si prepara alle varie alterazioni e modifiche che verranno. In pratica, i tuoi problemi precedenti come nausea, sonnolenza, difficoltà respiratorie, problemi di battito cardiaco, ecc. scompaiono e ti senti un po' più energica.

Nel secondo trimestre ti senti meglio, riesci a trovare più tempo per te e puoi iniziare alcune nuove attività che ti fanno piacere, ti fanno fantasticare e rendono speciali questi momenti di mamma in dolce attesa. Potresti ritrovarti a sfogliare riviste di articoli per bambini e pensare ad un bel nome. Prendi un diario e annota i tuoi progetti e desideri relativi al recente cambiamento che si sta verificando nella tua vita.

Puoi scrivere anche i momenti tristi e quelli gioiosi che attraversi o che hai attraversato dalla ricerca della gravidanza in poi, annotare i sentimenti che comporta avere uno spirito nel tuo ventre, scrivere ogni cosa che desideri fare per il nuovo ospite che arriverà. Scrivi quanto ti senti amorevole in questi giorni.

Nel tuo diario potrai anche progettare e immaginare come organizzerai la cameretta, la culla o il fasciatoio in modo che, quando arriverà il momento, sarai pronta ad accogliere il bambino. Scrivilo e conservalo con grande cura e quando il tuo bambino arriverà a 7 o 8 anni, potrai mostrarglielo per dimostrare il tuo amore per lui / lei.

Che momenti meravigliosi saranno quelli!

Se sei brava a cucire o lavorare a maglia, nei tuoi momenti liberi potresti creare un bell'indumento unisex per esprimere l'amore per il tuo bambino. Cerca di impiegare il tuo tempo libero in bellissimi passatempi, come passeggiare nella natura, del giardinaggio, ammirare fiori e alberi, sfogliare riviste di bambini. Sarà sicuramente di beneficio per la tua salute.

Pancia più pesante

Nel secondo trimestre sperimenterai diversi cambiamenti; il più notevole è sicuramente la crescita della pancia.

Man mano che il tuo bambino aumenta di peso, la tua pancia diventerà più pesante, le dimensioni della pancia e del seno inizieranno ad aumentare e tutto ciò richiederà di tenere sotto controllo i tuoi movimenti e la postura.

Questo è il momento in cui devi prestare attenzione perché un singolo gesto imprevedibile può causarti problemi. Cerca di cambiare la tua postura; ad esempio se stai in piedi e vuoi sederti o sdraiarti, o se sei sdraiato su un letto e hai bisogno di alzarti, muoviti lentamente.

Poiché la parte centrale del tuo corpo sta diventando sempre più pesante giorno dopo giorno, non stare inutilmente in piedi, ti stancherai. Quando cammini, il carico della pancia coinvolge anche le gambe e potresti sentire dolore ai piedi e alle gambe. La sera, massaggia le gambe con olio di cocco per dormire meglio.

Affamata tutto il tempo!

Questo è il periodo in cui hai una fame doppia rispetto al normale, e, poiché ora non sei solo tu a trarre vantaggio da ciò che mangi sarebbe meglio mangiare qualcosa di sano in quei momenti. Il tuo bambino è completamente sviluppato e ha bisogno di cibo in abbondanza per crescere e nutrirsi, quindi ciò che mangi normalmente viene trasferito anche al tuo bambino, ed è per questo che hai sempre più fame.

Durante il giorno puoi consumare snack di frutta o verdura, ma se è notte, non mangiare cibi crudi o fritti, potrebbero causarti bruciori di stomaco o disturbi allo stomaco, quindi prova a mangiare frutta o del pane. Ricorda, il 2° trimestre è il periodo in cui il bambino ha bisogno di più nutrizione, quindi non tenere il bambino affamato in questo momento, se non ti va di mangiare in modo diverso e più sano pensa che stai mangiando per tuo figlio.

Fatto interessante:

I bambini che rimangono spesso affamati nell'utero materno tenderanno ad avere la dipendenza di succhiarsi il pollice durante l'infanzia.

Man mano che la pancia cresce, anche le dimensioni del seno aumenteranno in modo considerevole, per sentirti a tuo agio, è consigliabile utilizzare un reggiseno comodo e traspirante.

Inoltre, con l'aumentare di volume della pancia, la tua pelle si tenderà sempre di più e inizierai a sentirla tirare.

Stai calma!

Il più grande errore che spesso le donne fanno è quello di massaggiarsi troppo la pancia. Tutta la superficie risulta piena di smagliature e sembra brutta. Quindi quando ti senti tirare, premi delicatamente sulla parte interessata per fermare il dolore, Se la sensazione è molto fastidiosa, strofina lentamente e delicatamente della crema idratante sulla parte; ti farà sentire la pelle morbida ed eviterai i segni dopo il parto.

Segni della gravidanza

Un altro aspetto che preoccupa le donne sono quelle macchie marroni e grigie che compaiono su varie parti del corpo, tra cui collo, lato del seno, addome, ascelle e sotto le cosce, ma non c'è bisogno di preoccuparsi perché sono macchie temporanee e andranno via dopo 2-3 mesi dal parto. Quindi, non c'è bisogno di sentirsi imbarazzate quando si tratta di questo argomento, sono cose naturali che avvengono a causa dell'adattamento ormonale che si sta verificando nel tuo corpo. Potrebbero comparire delle lentiggini sul viso, specialmente su guance, naso e mento. Stai attenta! Questo è un segno di carenza di ferro nel corpo e aumentano in particolare dopo il parto a causa del sanguinamento eccessivo nel caso in cui si ricorra al parto cesareo. Se inizi a vedere le lentiggini sul viso, dovresti assumere una quantità sufficiente di ferro dopo aver consultato il medico.

Sangue dal naso

Un altro grave problema durante la gravidanza è la sensibilità del naso. Poiché in questo periodo il livello del sangue e degli ormoni è aumentato, la mucosa diventa sensibile. A volte a causa di qualche starnuto, il naso inizia a sanguinare. Si consiglia di chiedere al medico per informarsi sul sanguinamento nasale, si possono anche utilizzare gocce di soluzione salina per il sollievo della congestione nasale.

Le gengive diventano morbide e sensibili; l'uso di uno spazzolino duro può indurre il sanguinamento, quindi sarebbe meglio utilizzare uno spazzolino più morbido per impedire alle gengive di infiammarsi.

Perdite vaginali

In questo periodo, la maggior parte delle donne produce una secrezione vaginale appiccicosa e densa, questo non è un problema serio anzi spesso è normale, ma se si avverte dolore associato a queste perdite o si notano variazioni di colore o cattivo odore, è necessario contattare il medico. A volte, a causa dell'insufficiente apporto di acqua, il tuo corpo risulta disidratato, perciò potresti sviluppare un'infezione alle vie urinarie e avere difficoltà a urinare. Puoi evitarlo aumentando la quantità d'acqua che assumi durante il giorno, ma se senti cattivo odore o dolore mentre urini, hai bisogno di assistenza medica immediatamente. Altrimenti, potresti incorrere in una grave infezione renale.

Monitorare il bambino

Ora arriva il momento in cui il peso e le dimensioni del tuo bambino vengono esaminati dal tuo medico e i tuoi appuntamenti prenatali diventano cruciali. Il medico ti chiederà di fare gli ultrasuoni per controllare le condizioni del bambino, il peso, le dimensioni e la struttura completa. La tua emoglobina verrà esaminata attraverso campioni di sangue e verranno eseguiti altri test per valutare ogni aspetto riguardante la tua salute e quella del tuo bambino.

Ti verrà misurata l'altezza del fondo, è la misurazione della dimensione dell'utero utilizzata per valutare la crescita e lo sviluppo del feto durante la gravidanza. Nel 6° mese si consiglia di fare una passeggiata lenta e non impegnativa. In questo frangente, dovresti migliorare il tuo livello funzionale perché i tentativi di parto naturale diventano più difficoltosi quando la madre continua a muoversi e a lavorare nella seconda metà della gravidanza. Cerca di non stressarti con un lavoro eccessivo o stancarti molto, se ti trovi a dover fare le faccende domestiche da sola prenditi il tuo tempo e cerca di riposare un po'.

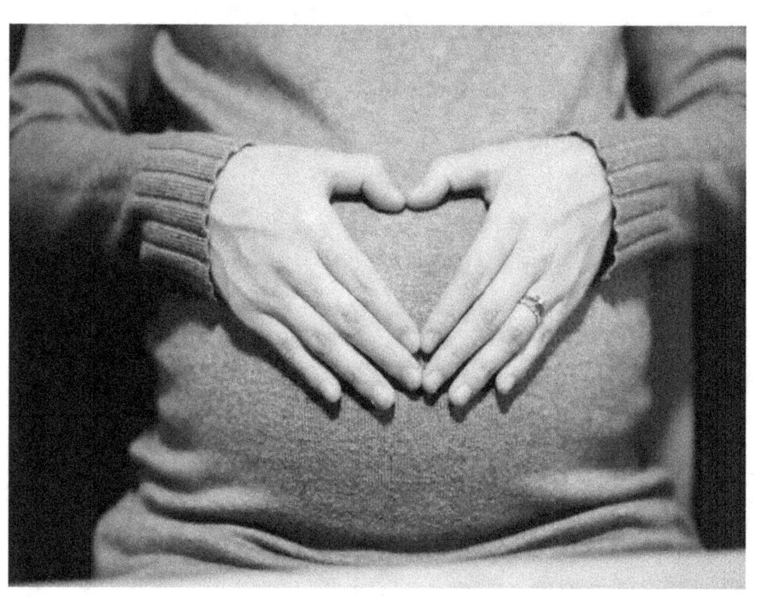

CAPITOLO 3
ULTIMO STEP, IL TERZO TRIMESTRE

Come prepararsi dal terzo e ultimo trimestre fino alla nascita del bambino, inizia dalla 28a settimana e termina quando il bambino viene alla luce. È arrivato il momento in cui hai una duplice responsabilità: il monitoraggio di ogni singolo movimento del bambino e dei cambiamenti del tuo corpo. Stai diventando sempre più ingombrante e la tua pancia si fa più pesante, i glutei sembrano ingrossarsi. Tutti questi cambiamenti fisici sono il segno di un bambino sano e mostrano anche che tutto sta andando abbastanza bene, ma non significa che tutto è in discesa perché siamo al 7 ° mese, questo è il più critico per il bambino. Ora il tuo bambino è completamente sviluppato, tutti i suoi organi si stanno trasformando nella loro forma e dimensione finali. Tuttavia, anche se è già completamente strutturato deve crescere ancora, quindi sii pronta a veder crescere la pancia. Se pensi non ci sia più spazio per far lievitare la pancia, allora ti sbagli, aspetta e vedrai quanto diventerai più grossa e più larga e con quale velocità il tuo bambino ti mostrerà la sua presenza. Per tutto il tempo penserai

Eh! Quanto tempo ci vuole ancora???

Alcuni esperti dicono:

Il settimo mese è fondamentale per la nascita del bambino e l'ottavo mese per la madre.

Sii consapevole; non fare sforzi e non essere distratta in modo da non causare alcuna complicazione a te o al tuo bambino. Segui i consigli del medico sotto ogni aspetto. Non nascondere nessuna informazione su di te e il tuo bambino al medico anche se ti sembra futile, se hai dimenticato di dire qualcosa durante la visita, fai una telefonata e informa il medico per accertarti che non sia nulla di grave. In questo periodo, i tuoi appuntamenti saranno più frequenti e sentirai molti cambiamenti dentro di te. Questi cambiamenti includono i seguenti fattori di crescita del bambino:

Le dimensioni del tuo bambino

Ora il tuo bambino si è completamente sviluppato e le sue dimensioni e il suo peso saranno maggiori dell'ultimo trimestre appena passato.

Altezza approssimativa: fino a 50-55 cm

Peso approssimativo: fino a 3-4 kg

Man mano che le dimensioni aumentano, l'utero diventa stretto per il bambino, e così inizia a calciare per dirtelo.

"Ho bisogno di più spazio, mamma; per favore aiuto!"

Che stupido!

Parliamo delle funzionalità che si stanno sviluppando nel feto.

Sistema nervoso

In questo trimestre il cervello del bambino si è completamente sviluppato, i suoi organi funzionano in corrispondenza col cervello, sbatte le palpebre e regola la temperatura corporea.

Gli organi di senso rispondono

Dopo la 30a settimana, i cinque sensi sono pronti a pensare, toccare, vedere, annusare e gustare. Il bimbo assaggia tutto ciò che mangi, ascolta i tuoi sussurri e la tua musica, tocca le pareti della sua casa provvisoria.

Come pensi che tuo figlio conosca la sensazione di te come sua mamma?

Scheletro

Sebbene l'intero scheletro fosse già strutturato, prima era fatto di cartilagine invece ora si sta trasformando nelle ossa con l'aiuto del calcio, e questo calcio lo sta prendendo dal tuo corpo. Quindi ti consiglio di prendere integratori di calcio e mangiare alimenti che contengono calcio naturale, come uova e latte, pesce, ecc. Puoi anche assumere noci e frutta secca in porzioni di 2 o 3 al giorno.

Capelli e unghie

Nell'ottavo mese di gravidanza, i capelli e le unghie del bambino si sviluppano in modo appropriato e potresti sentirti solleticare a causa dei capelli del bambino che toccano le pareti esterne del tuo stomaco. Non cercare rimedi perché questo è naturale. La pelle morbida sopra la punta delle dita diventa un po' più dura, e nel 9° mese, il bambino acquisisce il rivestimento ceroso all'esterno, che si chiama vernice. La vernice aiuta a prevenire il contatto della pelle del bambino con il liquido amniotico della sacca in cui si trova.

A causa dell'ultimo trimestre, hai anche qualche doloretto in più. I più comuni sono:

Mal di schiena

Man mano che la pancia aumenta di peso nei giorni, inizi a sentire il dolore alla schiena, e anche le articolazioni delle ossa sono doloranti, ma devi sopportare questo dolore fino all'ultimo giorno. Cerca solo di stare calma!

Dolore all'addome

Proprio come la schiena, anche il tuo addome accusa un po' di stanchezza e dolore; dovresti cercare un po' di riposo dopo in modo che l'addome riceva sollievo. Non hai altre opzioni.

Dolore alle gambe

Durante le faccende domestiche o il lavoro, soffrirai di un fastidioso dolore o di crampi alle gambe, il che è fastidioso anche per il sonno. Non importa quanto sia forte, non prendere nessun antidolorifico! Basta un po' di olio idratante per massaggiare le gambe.

Emorroidi e vene varicose

Mentre il tuo corpo sta pompando sangue aggiuntivo, rileverai alcune vene bluastre e viola situate nella parte inferiore del tuo corpo; non farti prendere dal panico! Svaniranno dopo il parto.

Bruciore di stomaco

Sebbene la tua pancia abbia cercato di fare abbastanza spazio all'interno, ha bisogno di più margine di manovra. Ecco perché ti spinge lo stomaco su un lato, il che ti fa avvertire bruciore di stomaco e un sapore leggermente amaro in gola. È tutto nella norma, ma se ti dà davvero fastidio, chiedi al tuo medico un suggerimento per migliorare la situazione.

Smagliature sulla pancia

A causa della crescita extra, la pelle del ventre è attraversata da segni e macchie. Il consiglio è di applicare delicatamente una crema idratante o un olio e attendere alcuni mesi dopo il parto. Se non svaniscono, utilizzare la crema anti-smagliature con la consultazione di un medico.

Perdite urinarie

Cavolo! Cosa fare?

Avere una leggera perdita di urina a causa di un piccolo starnuto o di un colpo di tosse è normale, tuttavia rende gli indumenti intimi sempre bagnati e causa disagio. Questo accade perché la testa del bambino spinge sulla vescica e la rende molto sensibile. Indossa dei salva slip di cotone.

Perdite dal seno

Gli ultimi giorni sono vicini e il tuo seno è pronto per dare nutrimento al bambino, potresti accorgerti di perdite lattee.

Fame

Potresti setacciare il frigorifero e gli armadietti della cucina per trovare qualcosa da mangiare. Cerca di mangiare del cibo sano per mantenerti attiva, un pisolino ogni tanto durante il giorno dovrebbe diventare una abitudine per un po' di tempo.

Un corpo enorme

Quando ti guarderai allo specchio, vedrai una creatura gigantesca. Alcune parti del corpo sono cresciute e altre potrebbero sembrarti gonfie. Non aver paura delle tue condizioni attuali. È solo temporaneo e si ridimensionerà dopo il parto.

Contrazioni di Braxton Hicks

Senti dolori e contrazioni?

Significa che il tuo corpo ti sta mostrando i dolori pre-parto. Preparati per la prova finale.

Lista di cose da fare

È necessario programmare molte cose in questo trimestre poiché l'ora della nascita si fa sempre più vicina. Tuttavia, i tuoi appuntamenti medici hanno la precedenza e devi essere sotto la completa osservazione del tuo medico.

Mobilità del feto

È ora di essere vigili!

Ora devi monitorare i movimenti e i calci di tuo figlio. Misurali durante un giorno, poi il giorno successivo e il terzo giorno. Non dovrebbero essere uguali per tutto il giorno, ma tenerli sotto osservazione ti avviserà di ogni movimento insolito in modo da poter consultare il tuo ginecologo il prima possibile.

Controlla il tuo peso

All'inizio del 7° mese, il tuo peso aumenterà costantemente fino alla metà del trimestre e, successivamente, diminuirà in genere di 1-2 chili. Continua a monitorare il tuo peso per capire se sei sulla buona strada. Se ti accorgi di cambiamenti repentini di peso o anomalie, rivolgiti al tuo medico.

Continua a muoverti

Mantieniti in esercizio durante questo periodo per migliorare la procedura del parto. Svolgi le tue faccende domestiche, fai delle passeggiate e cambia spesso posizione.

Esamina attentamente i sintomi

Mentre il momento fatidico si avvicina, attraverserai varie sensazioni. Questi sono chiamati avvisi pre-parto. Inizia a prepararti compiendo queste azioni

Perdite di muco rosato attraverso il tappo di muco

Una macchia di muco rosato si presenterà entro la fine della 36a settimana, il che indica che il tempo del parto si sta avvicinando adeguatamente. Questo liquido proviene dal nucleo dell'utero. Il tappo di muco è un ammasso di muco cervicale che si forma durante la gravidanza, aiutando a bloccare la cervice.

Arrivare al parto

Adesso sentirai il vigore delle contrazioni di Braxton Hicks mentre aumentano la loro intensità invece che diminuire.

Percezione della tensione

Quando il bambino avrà raggiunto la 36a settimana, inizierai a provare ansia mentre scende verso il basso nel bacino.

Rottura delle acque

Questo è un processo discrezionale. In teoria si potrebbe verificare sul letto d'ospedale ma, nella tua situazione, potrebbe verificarsi anche a causa di una qualsiasi brusca attività; le acque si romperanno. Sii estremamente cauta in questa circostanza e raggiungi l'ospedale il prima possibile.

Programma di visita regolare pre-parto dal tuo ginecologo

In questo periodo, l'assistenza medica è fondamentale. Il medico dovrebbe visitarti una volta al mese, bimestralmente e poi settimanalmente.

Ti verranno richieste nuove analisi per verificare

- Lo stato recente dell'emoglobina

- GTT (test del glucosio)

- Livello di proteine (se necessario)

È possibile che venga eseguito un controllo fisico, compresa l'ispezione più interna della cervice, per confermare la situazione, indipendentemente dal fatto che abbia iniziato ad aprirsi o meno. Se si verificheranno ipotesi di complicazione, il medico ti darà tutte le informazioni necessarie.

Nell'attesa dell'ultima settimana di gravidanza, ti verrà fatta un'ecografia per vedere la posizione del feto, il cordone ombelicale, la dimensione della testa del bambino e così via.

Informati sulle sfaccettature del parto

Informarsi in anticipo sulle modalità del parto è utile, quindi, mentre fai i controlli di routine, consulta il tuo medico sulle probabilità di prematurità, sul parto cesareo e anche sui dolori del parto.

Come prepararsi per il parto

La decisione finale sulla nascita

È il momento giusto per informare il medico sul tipo di parto che vorresti effettuare. Dovresti averlo deciso prima del tempo in modo da poterti preparare mentalmente per la fase imminente.

Comunicare! Se vuoi alleviare i dolori del parto o fare un parto naturale che non abbia impedimenti, sevuoi partorire in casa o in ospedale, devi discuterne col tuo medico. Anche se devi essere cosciente che qualunque cosa tu abbia pianificato potrebbe non andare nel modo immaginato, perché il parto è una cosa naturale, e noi possiamo solo organizzarlo in modo da evitare ogni disagio o ostacolo.

A volte, tutto va alla perfezione al primo tentativo,

altre volte in pochi momenti la situazione cambia del tutto. Quindi, pensa anche ad un piano B che possa essere messo in atto se necessario, così non sarai terrorizzata se il piano A non dovesse funzionare.

Dolori del parto

Il processo per dare alla luce un bambino comporta naturalmente del dolore; questo dolore non uguale per tutte le donne. Alcune avvertono la forte contrazione dei muscoli dell'utero e della cervice; alcune avvertono dolore e contrazioni simili a quelle del ciclo mestruale; allo stesso modo, alcune avvertono una forte pressione sul tratto urinario. Quindi dipende dal fisico della donna e dalla gravidanza che stai conducendo. Negli Stati Uniti, c'è un esercizio chiamato "Lamaze" che viene dato alle madri per controllare psicologicamente quel dolore.

Se sei nervosa o hai paura del dolore del parto, puoi consultare il medico per prendere lezioni di parto e per avere la sicurezza di riuscire a rilassarti nel momento clou.

Consapevolezza dell'allattamento al seno

Preparati a nutrire la tua nuova gemma. Anche se non sei abituata all'allattamento al seno, non è un grosso problema.

Sarai sotto rigorosa osservazione.

Ricorda una cosa mentre attraversi la 36a settimana: in qualsiasi momento tra la 37a e la 40a settimana potresti sentire dentro una forza per spingere fuori il bambino. Forse ti troverai a correre all'ospedale in una situazione di emergenza o avrai l'opportunità di capirlo un po' prima del parto.

Man mano che si avvicina la data finale per essere ricoverata in ospedale, inizia a preparare il necessario post-parto. Prepara la borsa con:

- Tutine per bambini

- Copertine

- Biberon

- Asciugamani

- Salviette

- Pacco di pannolini

Hai dimenticato le faccende domestiche?

Avrai molte cose di cui occuparti, quindi cerca di farti aiutare dagli altri componenti della famiglia.

Pianificazione monetaria

Rimboccati le maniche per aumentare il budget a tua disposizione perché avrai un bel movimento in casa. Fai un elenco delle spese comprendenti anche gli acquisti per il bambino e prevedi le prossime spese necessarie.

Progetta la stanza del bambino

Includi tutto ciò che desideri per il tuo bambino, diversi capi di abbigliamento, tutto il necessario per il comfort, e pannolini, salviette, ciucci, ecc. Prepara il lettino e la culla. Immagina la stanza con bellezza e semplicità. Appendi quadretti per bambini e cose del genere.

Non dimenticare la tua famiglia

Se sei quella che si occupa della casa, allora potresti congelare alcune pietanze da scongelare o da lasciare ai tuoi familiari nella confusione che avverrà dopo la nascita del bambino. Cerca di mettere in ordine tutte le provviste e tutto quello che potrebbe servire in casa prima del parto perché non sai di quanti giorni avrai bisogno prima di tornare alla normalità.

Buone notizie

Il momento conclusivo è arrivato

Appena senti un forte dolore e la pressione verso il basso dell'addome, non perdere tempo, afferra la borsa e vai in ospedale con il tuo compagno. Nel caso in cui il tuo partner non sia disponibile, chiamalo immediatamente o lascia un messaggio, chiama un'ambulanza o un taxi e dirigiti verso l'ospedale.

Buona fortuna e buon viaggio!

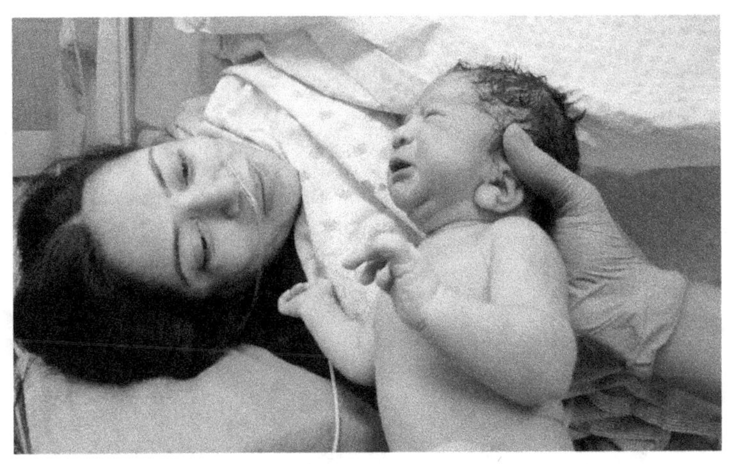

CAPITOLO 4
L'ARRIVO DEL BAMBINO.
BENVENUTO A CASA

Addio parto

Benvenuto a casa, piccolo!

Congratulazioni!

Che bel regalo che hai avuto dopo un lungo viaggio.

Cosa aspettarsi dopo il parto?

Dare alla luce un bambino è difficile, capisco, ma ti rendi conto di esserci riuscita? Ora la tua vita, l'intera esistenza, ha subito una svolta. Come sai, il grembo materno è la prima casa per un bambino, quindi sii comprensiva, lascia che impari il giusto modo di nutrirsi.

Come pensi che il bambino dovrebbe nutrirsi?

Non esiste un modo particolarmente preciso per nutrire il bambino; tocca a te, puoi scegliere il modo in cui ti senti di più a tuo agio. Devi anche pensare al miglior modo per il bambino. Man mano che il bambino cresce, anche le esigenze di alimentazione cambiano.

Ecco alcuni suggerimenti utili che puoi seguire durante l'allattamento.

Suggerimenti da seguire dopo i nove mesi

Usa divani morbidi e cuscini mentre sei sdraiato per allattare in modo da rilassarti durante il tempo che sarà necessario.

Fai del tuo meglio per aiutare il bambino durante l'allattamento; non lasciare che debba piegarsi per succhiare.

Insegnagli il modo corretto di attaccarsi. Sarà utile per mamma e bambino. Il modo in cui inizi ad allattare si evolverà in modo permanente, quindi controlla la postura dall'inizio. Quando il bambino non si attacca correttamente o se non succhia nel modo giusto, potrebbe avere ancora fame o prendere l'abitudine di voler mangiare sempre di più.

Prima di iniziare ad allattare, posiziona le cose necessarie intorno a te, in particolare salviette o fazzoletti di carta, asciugamano, telefono cellulare, bottiglia d'acqua, telecomando della televisione, un pacchetto di patatine, ecc.

Prendersi cura del tuo bambino, ma allo stesso tempo attuare comportamenti intelligenti che rendono la tua vita più semplice e meno stressante, sarà utile a te e al contempo al benessere del bambino.

Perché renderlo abituale di scarsa attenzione?

Avere sempre il bambino in braccio o attaccato sempre a te, non è una buona idea. Hai molte occasioni in cui puoi dimostrargli il tuo amore perciò non coccolarlo in continuazione. Ecco alcuni consigli per aiutarti a badare al tuo bambino tutto il giorno.

Prepara il tuo cibo prima del tempo

I neonati si nutrono ogni due ore; non hai molto tempo nel mezzo, quindi cerca di preparare il tuo cibo prima del tempo. Altrimenti sarai affamata e così anche il tuo bambino a causa della scarsità di latte.

Non lasciare che il tuo bambino dorma mentre è attaccato al seno

Tocca leggermente le orecchie del bambino durante l'allattamento per tenerlo sveglio; questo perché, se il bambino dorme tra le poppate, le gocce di latte possono fermarsi nell'esofago e causare difficoltà di respirazione. Dopo la poppata, prendilo tra le braccia e picchiettalo dolcemente sulla schiena in modo che esca l'aria e faccia il ruttino, così dormirà con facilità.

Evita che il bambino si addormenti tra le tue braccia.

Tieni il tuo bambino tra le braccia o in grembo lateralmente solo quando sei libera e non hai cose da fare. Se piange, al contrario di quanto pensi, non prenderlo ogni volta in braccio. Questa abitudine metterà a disagio te e il bambino. Cerca di pensare che sei tu la ragione che lo fa irritare. Più lo tieni in braccio e più sarà difficile cambiare la sua abitudine.

Monitora i segnali del bambino

I bambini piangono! Si lo fanno.

Ma qual è la ragione?

Non ogni volta che il tuo bambino piange è perché ha fame, ci sono diverse ragioni. Cerca di capire i motivi per cui piange, abitua le orecchie a questi suoni. Scoprirai che piange in modi diversi. Il bambino affamato urla impazientemente e senza sosta mentre il pianto del pannolino bagnato ha un suono vigoroso e determinato. Quando il bambino si annoia nella culla e desidera essere tirato fuori per fare un giro, fa solo dei gemiti rumorosi ma non piange con le lacrime. Quindi fai attenzione, non metterlo ad allattare ogni volta che piange.

Non essere monotona

Alcune madri vogliono che il loro bambino stia solo con loro. So che ami molto il tuo bambino e sei la persona di cui ti fidi di più in assoluto. Tuttavia, ti suggerisco di farlo abituare anche agli altri, ovviamente con i tuoi familiari, non con gli estranei. Lascia che il bambino giochi con il padre per espandere la sua socialità.

Sonno del bambino

Anche se è una cosa vecchia è sempre molto efficace: canta una ninna nanna con voce dolce e gentile per far chiudere gli occhi al tuo bambino, potrai vedere la calma sul suo viso. Per dare al tuo bambino un sonno caldo confortevole, metti dei cuscini ai lati del bambino dopo averlo messo in una culla o su un materassino.

Non lasciare il pannolino bagnato

Lasciare i pannolini bagnati per lunghi periodi fa male. La pelle del bambino è molto delicata e non può tollerare enzimi e acidi urinari sulla pelle nemmeno per 10 minuti. La pelle si gonfia e produce eruzioni cutanee, che creano una crosta rossastra. Controlla il pannolino possibilmente ogni mezz'ora.

Massaggio e bagnetto

Ora è il momento di capire come fare il bagnetto a un bambino; potrai fare il bagno al tuo bambino dopo la caduta del cordone ombelicale, ma prima di fargli un bagno, compra un olio per bambini di buona qualità, poiché la pelle del bambino è la cosa più delicata di tutte. Successivamente, massaggia delicatamente tutto il corpo con acqua tiepida, asciugalo e massaggialo con l'olio.

Attenta!

Utilizza solo un sapone per bambini per il bagno poiché quelli normali contengono agenti chimici che sono rischiosi e dannosi per la pelle del bambino.

Non sciacquare mai il viso del tuo bambino con la doccia ma metti nella mano o in una tazzina un poco d'acqua; attenta a non far andare l'acqua nel naso. Bagnalo con pochissima acqua, applica un po' di sapone e ripeti per pulire di nuovo il viso. Attenta agli occhi, non far andare il sapone negli occhi del bambino.

Utilizza sempre un seggiolino da bagno per bambini o una vasca per fare il bagno

Non lasciare mai il bambino bagnato per molto tempo.

Dopo il bagnetto, Applica una crema idratante o un olio per bambini e del talco per bambini. Non cospargere il talco direttamente sul viso o sulle mucose.

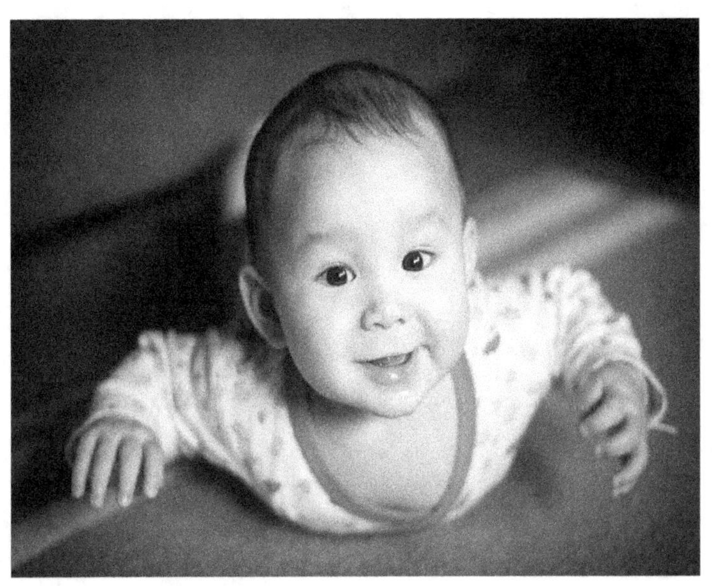

CAPITOLO 5
SUGGERIMENTI DA SEGUIRE DOPO I NOVE MESI

Postpartum, cura del corpo e fitness

Concentriamoci un attimo sulla condizione fisica.

Quando ero incinta, ho letteralmente smesso di guardarmi allo specchio.

Che aspetto orribile! Ho pianificato molte attività che avrei potuto fare dopo il parto. Le mie amiche mi hanno assicurato di avere alcuni rimedi che funzionano, estratti di erbe e cose del genere, per riportarmi in forma. Ero convinta, dopo la nascita, che sarei tornata presto ad avere il mio corpo come prima, ma tutto il mio entusiasmo è volato via quando il dottore mi ha detto che dovevo aspettare ancora un po'.

Mi ha detto che dopo il parto, le cicatrici della nascita sono sensibili e il corpo è ancora molto fragile. Bisogna quindi evitare di fare allenamenti fisici superflui, subito dopo la nascita, e attendere il momento giusto. Il tuo medico ti darà il via libera.

So che sei stanca della tua condizione fisica e vuoi tornare stupenda e in forma come prima. Non ti preoccupare!

Ecco un elenco di raccomandazioni post-gravidanza, seguilo e piano piano raggiungerai la tua forma pre-bambino. Potrebbe essere necessario un po' più di lavoro per soddisfare i tuoi desideri. Esci dal pensiero che non potrai fare niente. Pianifica i tuoi esercizi da fare dopo la nascita.

Completa il tuo ciclo mestruale

Subito dopo la nascita, passerai attraverso un sanguinamento prolungato, che è estremamente necessario. Questo sangue è sangue di scarto che viene eliminato per ripulire il tuo corpo dall'inizio della gestazione. Può succedere che l'emorragia si interrompa per un breve tempo e poi ricominci. Ciò indica che le difese del tuo utero sono fragili e potrebbe subire lesioni o complicazioni, quindi attendi fino al completamento dell'intero ciclo e, nel frattempo, il tuo corpo guarirà.

Riprenditi dal post-partum in maniera lenta

Secondo la mia opinione personale, se hai avuto un parto naturale, dovresti rimanere a riposo per un mese o un mese e mezzo prima di iniziare a lavorare duro. Nel caso di un taglio cesareo, lo scenario è totalmente diverso; devi aspettare il tuo prossimo controllo dopo il parto. Il tuo utero richiede guarigione e non credo che tu voglia rovinare la parte dell'addome. Prendi le medicine come prescritto, riposati e cammina lentamente. Quando ti stufi di riposare e di dormire, puoi fare un bagno tiepido, uscire all'aperto e fare una piccola passeggiata di 4-5 minuti. Monitora le tue condizioni fisiche con questa camminata, se ti senti bene puoi continuare a fare una camminata quotidiana con incrementi costanti. Ricorda, non andare a camminare con il bambino in braccio e non fare forza nello spingere il passeggino. Non è un'azione favorevole alla tua salute.

Rinforza le articolazioni

Durante il post-partum, lo squilibrio ormonale intacca i legamenti che risultano come allentati. Non scompare subito dopo il parto ma richiede quasi più di 20 settimane. Anche il bacino è leggermente allargato, quindi non fare sforzi.

Muscoli del pavimento pelvico

Durante l'intera gravidanza, il tuo bacino soffre molto, trasporta continuamente un peso su di sé e la forza della spinta esercitata durante il parto lo rende vulnerabile e indolenzito. Per rafforzare il pavimento pelvico, per il momento puoi utilizzare l'esercizio di Kegel.

Esercizio di Kegel

Dopo aver svuotato la vescica, sdraiati a pancia in su con le gambe piegate.

Contrarre i muscoli del pavimento pelvico per 5-10 secondi

Rilasciare lentamente i suddetti muscoli per lo stesso periodo di tempo

Non muovere gambe, glutei o muscoli addominali durante la ginnastica di Kegel

Ripetere la serie 10 volte, 2-3 volte durante il giorno

Può essere fatto al mattino, al pomeriggio e alla sera.

Oltre a questi, le madri possono provare:

- Attività con piccoli pesi

- Nuoto

- Aerobica di riscaldamento

- Yoga

- Camminare

Puoi avere grandi benefici dall'esercizio in questi giorni con un allenamento leggero. Se avverti disagio o sanguinamento occasionale fino alla 12a settimana dalla nascita, consulta il tuo medico. Non lasciar passare il tempo senza fare attenzione a questi segnali, fai sempre attenzione alla tua salute poiché sei tu la persona più importante che si deve prendere cura del suo bambino.

Allattamento al seno "Una buona opportunità".

Se il tuo bambino è nutrito da te attraverso il tuo latte, la massa extra del tuo corpo diminuirà perché più il bambino si nutre, più il tuo corpo si ridimensionerà. Questa è la linfa in eccesso che hai accumulato durante la gravidanza nel tuo corpo.

Migliora l'assunzione di acqua

È essenziale, soprattutto per le mamme che allattano, assumere molta acqua perché è necessario rimanere ben idratati durante il periodo di allattamento. Aiuterà anche a nutrire il tuo bambino. Tieni sempre una bottiglietta di acqua con te quando esci.

Non dormire troppo

È normale che le mamme si riposino dopo aver portato in grembo un bambino per 9 mesi. So che ci sono tonnellate di faccende da svolgere e sei sempre alla ricerca di tempo per l'elenco di cose da fare che è nella tua mente. Niente è più dannoso per la tua salute personale. Sei in prima linea nella tua famiglia per gestire ogni aspetto, cosa succederà se ti ammali a causa della stanchezza per il troppo lavoro? Non sarai in grado di fare niente, quindi cerca di moderarti e prova a fare un pisolino durante la giornata mentre il bambino dorme.

Depressione postparto

Poiché la nascita di un bambino è un evento straordinario in cui hai messo tutto il tuo impegno e tutta la tua forza, ora tutto il tuo corpo soffre e il vigore che hai impiegato per far uscire il bambino ha reso tutti i tuoi muscoli doloranti. Lo sforzo di venire alla luce provoca una leggera depressione anche nel tuo bambino e, dopo la nascita, la carnagione sembrerà un po' bluastra. Il bambino piange e ha difficoltà a dormire, ma questo effetto blu svanirà dopo alcuni giorni.

La depressione postpartum è un'altra situazione; non ha alcun impatto sugli sbalzi d'umore, né è sinonimo di una tua debolezza. È un disturbo o una complicazione di questo periodo. Colpisce considerevolmente te e il tuo bambino. Non solo loro, ma anche tutta la famiglia. La maggior parte delle volte, le madri trasmettono a casa una situazione di malessere a causa della depressione postpartum e non sono informate per bene di questo problema. I segni di depressione sono

- Mancanza di appetito

- Insonnia

- Riduzione del livello di energia

- fatica

- Pessimismo nell'umore

- Risentimento

- Frustrazione

- Sentirsi senza speranza

- Attacchi di panico

- incubi

- Isolamento

- Eccesso di sonno

- Mangiare troppo

Ci sono molti altri segni di depressione. Se si avverte uno qualsiasi dei segni (più di 3), è necessario visitare il medico al più presto e discutere il problema. Non ignorarlo.

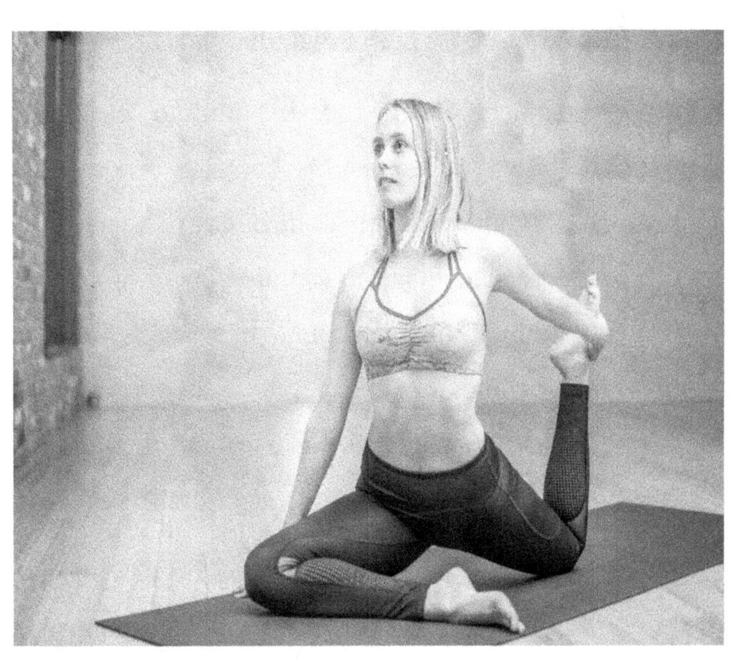

IN CONCLUSIONE

Un indispensabile alleato con il quale scoprirai che i prossimi nove mesi e quelli che verranno saranno i più belli della tua vita!

Quando una madre dà alla luce un bambino, le sue ossa e le sue cellule corporee subiscono un processo di incubazione e diventano sottili come quelle di un neonato. Ora è tuo dovere riacquistare la salute con l'aiuto di una buona dieta, esercizio fisico adeguato e riposo sufficiente. La tua salute è fondamentale per te e la tua famiglia. Come puoi prenderti cura del tuo bambino e di tutte le responsabilità se le tue mani sono senza forza?

Spero che leggere questo libro ti tiri fuori dall'ansia di essere una super mamma. I doveri della mamma non finiscono mai. Sei al lavoro come madre per tutta la vita. Ora tocca a te.

Non ci sono paure per ciò che sta accadendo e che accadrà, ma solo profonde emozioni per l'amore che sta per sopraffarti.

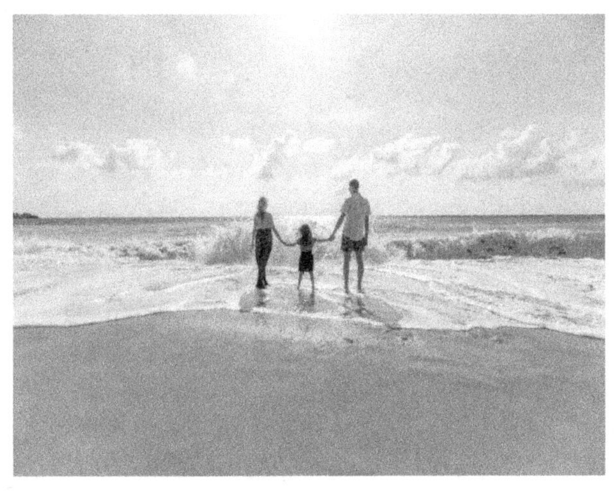

Buona fortuna, mamme!